SERIE "SOBREVIVIENTES"
Volumen 1. SI SE PUEDE

DEDICATORIA INUSUAL

Dedico este libro especialmente a mi esposo Ramadan y a mi niña Atiat. Ellos dos han estado ahí, muy de cerca, levantándome cuando no tenia fuerzas, sacándome una sonrisa cuando mis ojeras ahuecaban mi alma. Dándome de comer cuando solo podía saborear el amor que desprendían sus abrazos.

También dedico este libro a mis otros hijos Glauco y Roberto, a mis nueras Tefy y Ester. Cada uno de ellos me animo y me aconsejo a su manera. Tefy me acompaño en el momento mas duro, aquella primera consulta con el Oncologo, nunca olvidare sus palabras de apoyo. Mi hijo Rober diariamente persistente con sus llamadas de atención sobre mi avance, la necesidad de recobrar a la luchadora de su mama. Glauquito, mi hijo mayor y su esposa Ester desde el otro lado del continente, conectados conmigo infinitas horas por Skype, en tiempo real.

A toda la familia de Egipto, que dia tras dia me llamaban.

A mis consuegros Janet y Javier, a la abuela de Uruguay, a mi otra consuegra Remedios en España.

A mi madre que en paz descanse que estaba en Cuba, ajena a mi terrible momento, pero sospechando que algo me estaba ocurriendo, lo supo ya al final. A mi hermano Paco y mi cuñada Tania que sabían lo que pasaba, pero no podían decir a mi mama.

A mi amiga, hermana entrañable Gloria Bolaños, que me convenció que se puede tocar el cielo con las manos si tenemos Fe, me llamo tres y cuatro veces cada día en 8 meses y aun sigue ahí a mi lado.

A mi amigo Rolando Baute, siempre fiel. Sus cartas dijeron con seis meses de anticipación todo lo acontecido. A mi amigo Juan Jose tan fino apoyándome. A mis amigos Vilma y Alberto Planas que me mantenían en sus oraciones. A mi amiga Vicky Roig. A mi amigo incondicional Ricardo Belmont por su afecto, su apoyo económico, su preocupación diaria. A Giova y Guido los cuales no dejaron que me faltaran mis medicinas naturales desde el Peru. A mi amigo Juan Carlos que me impulso para que hoy este libro sea un hecho. A mi amigo Carmelo, que en la distancia supo hacerme saber que me enviaba su energía positiva. A todos aquellos que estuvieron ahí de alguna manera apoyándome en el anonimato, todos los amigos de Facebook, cientos de personas que no conozco personalmente pero que siguieron mi historia en las redes cada día, dándome animo para seguir batallando. A todas gracias

Paulina Fatima

INTRODUCCION
"Si Se Puede"

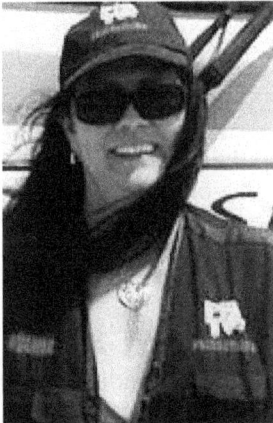

A ustedes que han comenzado a leer este libro, mil gracias.

"Sobreviviente" es el primer libro de una campaña que comienza con este Volumen "*Si se puede*".

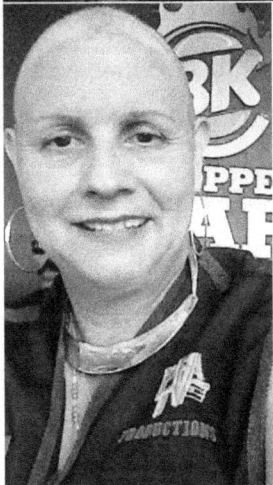

Cada Volumen lleva un mensaje de esperanza y enseña muchas herramientas para prevenir, combatir y poder vivir con dignidad el proceso que dure la enfermedad (en este caso el Cáncer), también se aplica a otras enfermedades que nos pueden atacar y que también son el resultado de un desnivel del sistema inmunologico y la falta de una nutrición balanceada.

Este primer libro inicia un proceso de reconocimiento entre usted y yo. A través de una narración sencilla les abro mi corazón y plasmo en el papel, un sin número de fuertes emociones, exploraciones medicas y experiencias que han colmado mi vida estos últimos años. Dejo al descubierto muchos detalles que pueden ser también parte de su rutina diaria, tanto en el nivel emocional como pragmático. También podrán ver fotos, leer historias cortas, y disfrutar o aborrecerlas. Esas historias las escribí en diferentes épocas y fueron desempolvadas pasando ante mi, como películas, en cada sesión de quimioterapia, donde esperaba largas horas hasta que terminara el suero, sentada en un confortable sillón del maravilloso Jackson Memorial Hospital.

Pretendo que la lectura de este libro y el resto de la colección, sea un motivo inspirador para continuar y augurar una vida mejor a cada persona que lo lea.

Todos tenemos el derecho a ser un Sobreviviente.
SI SE PUEDE.

El MAYOR CONOCIMIENTO DEL PADECIMIENTO NOS HACE TENER CONTROL ABSOLUTO DE LA SITUACION.

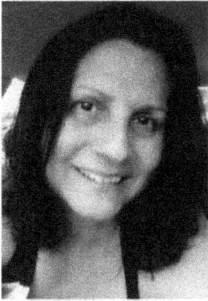

Es necesario que se animen y que sigan los consejos, alimentarios y de actitud ante la vida, para que se instruyan con todo lo que he aprendido, que es bastante, para poder vivir de una forma más coherente.

- Tenga Fe en Dios
- Aleje de su vida la inconformidad
- Aleje el resentimiento
- Aleje el odio
- Actúe de frente y sea combativo
- Este bien enterado de su condición medica.
- Entérese de que es SU SISTEMA INMUNOLOGICO.
- No se acalore con lo que no tiene solución.
- Sea positivo en todo momento.
- Tenga segundas opiniones.

Estos son los primeros elementos que hay que remarcar para que su mundo pueda ser mejor en este momento de crisis. Recuerde que todo el mundo habla pero de esos solo un minúsculo grupo puede tener una opinión acertada. Escuche a los mayores, son las enciclopedias vivientes. Yo también he aprendido de otras personas y cada día aprendo más sobre la vida, las enfermedades y sobre la humanidad.

Refiriéndonos al sistema inmunológico, podríamos decir que es nuestro guardia, listo para defendernos, pero desgraciadamente hay muchas personas que no tienen idea de *¿que es el sistema inmunológico?* y eso es grave.

Queridos amigos hasta el día en que enfermé de cancer no supe que era el sistema inmunologico, además, aprendi de un golpe, la complejidad y crueldad de algunos semejantes, pero ya pasada de los 50 años y esos descubrimientos también afectaron mi sistema inmunológico, dejándome en un estado depresivo y por ende sin defensas.

Aunque parezca increíble, reviso mi historia y reconozco que ha sido muy lento el aprendizaje en medio siglo.

Llega a ser ridículo el nivel de ingenuidad y el pensamiento de que todas las personas son buenas y nos quieren. Eso no existe, usted que esta leyéndome, por favor, ponga los pies sobre la tierra y *comience a mimarse*, nadie lo hará por usted. Se lo puedo asegurar. También hay que reconocer que existen familias increíbles que se desviven por sus integrantes. Pero, de todas formas, cualquiera que sea su situación, no se aflija y no se confíe. El ser humano esta diseñado para que, utilizando su sentido de la inspiración y control de la psiquis, (la mente) pueda alzarse ante la adversidad y ser un guerrero que combate por su vida. Solo hay que tomar conciencia de ello. Nada es mas importante y potente que la mente y nuestro espíritu, pero no solo para vencer el cáncer sino para enfrentarnos a la vida y salir victoriosos.

¿QUIEN ES PAULINA FATIMA?

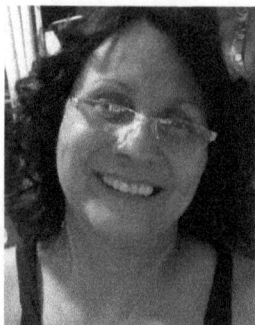

Paulina Fatima Gonzalez Gonzalez. Nacida en La Habana, el 8 de junio del 1960, ahora mas conocida por Paulina Aly por haber adquirido el apellido de mi esposo Ramadan Aly. Me gusta ayudar a las personas ha encaminar el camino de sus sueños.

Soy amante de la música, la poesía y de la vida, amo a mi familia, a mis amigos. Soy muy sentimental y considero que eso es un error de mi personalidad que debo cambiar, eso siempre me dice mi amiga Gloria.

Estudie 3 años de Ingeniería Química en la CUJAE. Fui escritora de la Television cubana, guionista de una Telenovela titulada *"Enamorada"*, cuyo asesor fue el maestro Eliseo Altunaga y la señora Venegas. Escritora ademas de programas infantiles para el Canal 6, como *"Don Mínimo", "Había una vez"* y muchas otras incursiones en la tv y en el mundo literario. Esto es solo algo de lo que he hecho en Cuba. Luego salí y me fui a Europa por 7 años donde ocurrieron miles de cosas que son objeto de otro libro que se llama *"Historias de una cubana emigrante"*, esas experiencias me han servido para ser la mujer que tienen delante. Vine en 2002 para Estados Unidos y he viajado por Peru en grandes proyectos y responsabilidades.

Mi trayectoria es la de una mujer que no claudica, que ha luchado y seguirá luchando por un mundo mejor, pero no sólo para ella, sino para los que la rodean.

Desde que salí de Cuba he viajado el mundo, he conocido varias culturas y he regresado colmada de experiencias muy positivas y otras forzosas. He disfrutado del lujo de una Suite presidencial, un camarote de un barco de la marina americana en aguas del Mediterráneo, como también he dormido en lugares inhóspitos.

He convivido a mi llegada a España en un pequeño hostal con brujos, prostitutas, drogadictos, vendedores de droga, sin que nunca se torciera mi camino. He sabido brillar en medio de tanto anonimato del bajo mundo en los primeros años de exilio. He conocido el hambre, la soledad, la traición y la lejanía forzosa de los que amo. Me han ofrecido desde los mas severos vicios hasta la mas vieja de las profesiones para sobrevivir, pero sin embargo en esos momentos tan caóticos, he podido continuar sin doblegar mi dignidad, sin hacer nada de lo que pueda arrepentirme en el día de hoy porque Dios ha estado a mi lado y siempre ha surgido otra opción.

He podido labrar mi camino hacia el horizonte de mis expectativas como ser humano y escalar sobre la base de mi esfuerzo diario.

También conocí la otra cara de la moneda de la Madre Patria, gente muy linda que estarán por siempre en mi corazón, que fueron muy importantes en mi vida como Julian Riego y Juan Carlos Fraile.

Yo, soy lo que soy, no soy perfecta, no pretendo ser perfecta, no me gusta ser perfecta, solo Dios conoce el alcance de esa palabra, simplemente soy una persona que ha tomado de la vida, todos esos pequeños detalles, hermosos y hasta las nefastos, como materia prima para reflexionar en cada caída y levantarme y resurgir sin perder la sonrisa y los deseos de vivir.

NADA ES ETERNO NI EL DOLOR MAS PROFUNDO.

Si tenemos una situación medica o espiritual y como opción inicial, nos tiramos a una cama a lamentarnos, a pasar días enteros llorando, o algunos les da por el uso del alcohol u otras drogas. De esa forma *el problema de triplica,* pues ya tendrían la misma situación, con otros problemas subsidiarios provocados por la reacción errónea de solución.

Cuando usted sienta un pensamiento de queja, reflexione y tome un segundo para mirar a su alrededor.

➢ Mire lo que sucede a su vecino, a su compañero de trabajo.

➢ Vea las noticias, observe lo que sucede en países lejanos.

➢ Usted tiene que tomar conciencia de que hay muchas personas que no tienen absolutamente nada de lo que usted tiene y sobreviven cada segundo de esta vida.

➢ Que hay miles de niños que mueren cada día en el mundo por falta de comida, sin opciones.

➢ Que su problema no es mayor que el de muchos otros.

➢ Usted ni yo somos el centro del universo, somos un puntico dentro de una plataforma.

➢ Mire aquellos que sin brazos y manos se esfuerzan y conducen un auto.

➢ Mire quienes sin piernas se anotan a un concurso de baile, luciendo espectaculares prótesis.

➢ Mire quienes con cáncer terminal se aferran a la vida por un segundo más.

En esa lista de valientes quiero que usted se ubique.

¿Algún día se ha puesto a pensar en todo esto?

Usted sin embargo que lo tiene casi todo, se queja por cualquier detalle menor, se da el lujo de tener *DEPRESIÓN*, por la razón que sea.

Considere conscientemente mis palabras y recuerde que:

✓ Usted tiene una labor y responsabilidad en este mundo.

✓ Usted es importante.

✓ Usted es único, no hay dos como usted.

✓ El mundo lo necesita necesita, por eso fue creado.

Si esta de acuerdo conmigo Firme el Certificado de Importancia por la Vida, viene anexado en este libro.

MIS 50 AÑOS. UN BUEN PUNTO DE PARTIDA

Celebre mis 50 años con una gran fiesta, como si mi mundo tuviera un nuevo comienzo, o tal vez el principio del fin. Vinieron "*mis amigos*", algunos miembros de la familia y di un discurso muy raro, donde casi me despedía de la vida.

Fue una fiesta por todo lo alto, buena comida, bebida, deliciosos postres, artistas cantando para mi. No deseo mencionar nombres, los que estaban saben todo lo que allí ocurrió, otros no vinieron, pero se disculparon, enviaron flores y regalos.

¡Que increíble!, dos años después, el exceso de estrés, la mala alimentación y muchos otros detalles, hicieron que me enfermara y un buen día, me enteré que tenía cáncer. Y lo más gracioso de esta historia, fue que la mayor parte de mis amigos al saber de mi enfermedad desaparecieron.

Surgieron las excusas, mucho trabajo, no queremos verte así, no sentimos mal por cómo te sientes, lo dejamos para otro día mejor, relájate, acuéstate, no vemos tal vez la semana que viene, no Pauli estoy ocupado, no te preocupes, nos vemos, nos vemos mañana, eso sucedió y dolió, pero aquí estoy, nunca he perdido mi sonrisa.

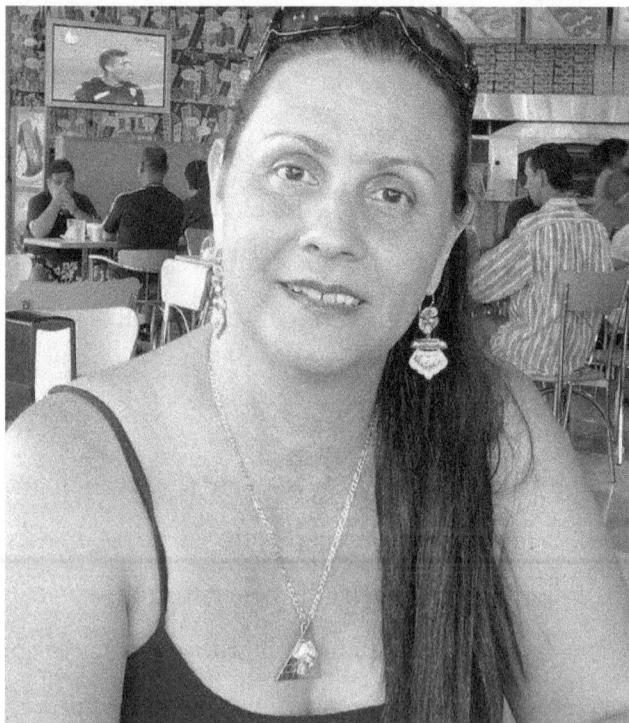

EL MOMENTO DE LA NOTICIA. EL MIEDO.

Es muy duro cuando llegas a una consulta de un doctor para un trámite rutinario, para hacerte unos exámenes, hacerte la mamografía del año y todo se complica.

De la noche la mañana te conviertes en una persona de suma importancia, pero de suma importancia no por algún don especial sino porque estás tremendamente enfermo. Sientes que algo raro está pasando, la señora que está tomando las fotos de la mamografía, tira una, otra, la revisa, vuelve venir a dónde estás tú, te dice ahora regreso, empezamos de nuevo, levanta el brazo, ella te levanta la cabeza, te aprieta mas, etc., etc.

Luego vuelve a salir del cuartito y te quedas sola con todas aquellas dudas e incógnitas por más de 40 minutos. De hecho, toda esta demora, todas esas fotos, absolutamente todo, denota y te hace saber que hay un problema.

La situación se vuelve muy aguda porque sientes un miedo que nadie te enseñado que existía, es un miedo que no esta descrito dentro del significado propio de la palabra, es algo totalmente diferente. Ese miedo que te da dolor de estómago, dolor de barriga, quieres ir a orinar quieres defecar, todo junto, hasta quieres vomitar, todo esto te pasa esperando a que te acaben de decir qué está pasando contigo

Luego de los fatídicos 40 minutos te dicen que pases a ver al doctor que la está esperando. Caminé lo más rápido que pude hasta la oficina del doctor y ahí había una doctora filipina, muy bajita, gordita y me senté a su lado. Ella estaba revisando mis papeles, pero prácticamente sin mirarme a la cara y me dijo fríamente: *"Hemos encontrado que usted tiene una masa en el seno derecho. Según la mamografia hay un nivel de sospecha alto, importante. El estudio mamografico ha dado un BiRads 5, eso significa que hay que hacer un procedimiento biopsico."*

La verdad es que no sabia de que me estaba hablando. Parece que mi cara asustada le denoto mi ignorancia del tema.

"Usted tiene todas las posibilidades de tener un cáncer en el seno derecho en el cuadrante inferior, tenemos que hacer una biopsia y todo un proceso de rutina para saber en qué estadio está, pero bueno también existe la posibilidad de que esa masa sea benigna, pero le anticipo que por la forma en que aparece en la mamografía creemos que es un cáncer y eso es lo que le puedo decir en el día de hoy, ahora vamos a proceder a darle otra cita para hacer una biopsia. "

A todas estas yo no salía de mi asombro, mi esposo me aguantaba por la mano y yo temblaba. Estaba fría y sudorosa. La situación era complicada, además no entiendo la frialdad con que a veces te dicen algo que es tan grave para ti, tal vez tal vez es la mejor forma, o es el procedimiento que siempre hacen con todos los pacientes en Estados Unidos no se otros países como será la historia.

Al fin después de un ratito ella se dio cuenta de lo mal que yo me sentía y me dijo: *"pero no es el fin del mundo, usted debe que darse cuenta de que está a tiempo, aquí en el medico para afrontar esta situación, no se preocupe que hay solución para todo"* yo no podía aguantar ni un segundo más el estar dentro de aquel salón con aquella doctora no podía, me levanté y salí, detrás de mí salió corriendo mi esposo y detrás de mi esposo la doctora que decía en ingles *"déjela, déjela que ella va estar bien, venga que le voy a dar el turno para que le hagan los exámenes que siguen y la biopsia"*

Unos minutos más tarde me encontré con mi esposo en el lobby del hospital, yo estaba sentada, inmóvil, sentía mi pecho con demasiado dolor, mi corazón latía muy deprisa, todo lo que estaba ocurriendo era real, *YO TENÍA CÁNCER,* comenzaría la rutina de días implacables para tratar de vencer la enfermedad.

Debe de haber alguna forma un poco más sensata y tranquila de darle la noticia un paciente, yo no soy doctora, pero sé que ellas están acostumbradas a dar esa clase de noticias porque pasan por su oficina cientos de casos, pero para uno, esa experiencia es única, por eso creo que debería haber otra forma menos impactante de dar la noticia.

LA DEPRESION TAN FUERTE COMO EL CANCER

La depresión esta considerada como la gran epidemia de la sociedad moderna, afecta en nuestros días a millones de personas en todo el mundo y así esta todo, revuelto.

Hay demasiada gente enferma de tristeza, que puede comenzar desde graves traumas de la vida a una suma de frustraciones diversas que forman una serie de factores negativos.

Es penoso y la solución al problema es individual, millones de personas que tendrían que cambiar de actitud ante la vida.

Un estado depresivo puede constituir un factor de riesgo para la aparición de la enfermedad. Las personas afectadas por una depresión crónica desde hace varios años, a menudo tristes y cansadas, pueden tener una probabilidad más alta de desarrollar un cáncer. Por otra parte, el cáncer también puede provocar una depresión: Numerosas personas que están desarrollando la enfermedad presentan una depresión tras el anuncio de un cáncer.

Es fundamental no dejar que esta depresión evolucione y tratarla ya que podría impedir una evolución favorable.

Dispongan de cinco minutos, cierren los ojos y hagan una introspección, o sea una inspección interna. Observen y examinen sus propias ideas, pensamientos y sentimientos. Luego vayan despacio y pasen a la retrospección, o sea una mirada y observación a un tiempo pasado. Luego de estos dos ejercicios, pregúntense ¿quién soy? A partir de la respuesta obtenida puede reorganizar su presente para encausar un proyecto de vida futura.

Hay mucho por hacer aun y todo esta en sus manos. En lo que realmente usted ordene a su cerebro.

SUPERAR EL MIEDO A LA MUERTE

El momento en que te dan el diagnostico es impresionante. En un instante sufres la angustia de la muerte, piensas en lo que vendrá, la mirada de los otros, su conducta equivocada, el miedo que esta enfermedad provoca en los demás, la mala imagen que dan los enfermos.

El momento delicado es el comienzo del proceso, como se asimila y después cuando producto de las reacciones de los fármacos y hasta del entorno en el hospital, la persona con cancer entra en una depresión. Ahí, en ese punto si no sabemos controlarnos, hay menos posibilidades de supervivencia y más opciones de no cumplir con el tratamiento.

Mi padre murió de cancer cuando yo tenia 15 años y fue una experiencia traumática, estuvo 5 años padeciendo y sufriendo. Nunca podré olvidar ese tiempo ni el dia de su muerte.

No hay que olvidar que el término cáncer se asocia a la muerte, pese a los numerosos avances que se han producido en los últimos años en su diagnóstico, tratamiento y prevención. Pero lo cierto es que el número de diagnósticos que se producen cada año aumenta, lo que indica que cualquiera puede llegar a sufrir algún tipo de cáncer y que las posibilidades son mayores conforme se van cumpliendo años.

La posibilidad de morir, el miedo al tratamiento, el dolor o el sufrimiento, o los inminentes cambios en las relaciones con la familia, la pareja o los amigos son cuestiones que afectan claramente el comportamiento de una persona enferma, generando enfado, depresión. No hay que olvidar que el cáncer altera completamente la vida del paciente, la familia y su entorno social y laboral.

Las personas que recibimos un diagnóstico de cáncer experimentamos distintos niveles de tensión y angustia emocional donde se incluyen básicamente los aspectos importantes de la vida de cualquier persona enferma:

✓ Miedo a la muerte.
✓ Interrupción de planes de vida.
✓ Cambios en la imagen corporal y la autoestima.
✓ Cambios en su función social y su estilo de vida.
✓ Preocupaciones monetarias y legales.

Todos reaccionamos ante estos aspectos en forma diferente y pueden no padecer de depresión grave o ansiedad. Todo depende de su actitud y del mensaje positivo que usted envíe a su cerebro.

Recuerdo cuando la asistente social del hospital me pregunto: *"¿tiene hecho un testamento?"* Y yo me quede helada, en un segundo mi mente fue rápida: enfermedad, quimios, catéteres, operación y testamento..., OMG!. Pensé...este es el fin, pero no era mas que una rutina poco agradable que tienen en este país, de la misma forma ruda en que también te dan las noticias.

Pero bueno volviendo al tema, se ha encontrado que las personas que cuidan a una persona con cancer experimentan bastante más ansiedad y depresión que la gente que no está a cargo del cuidado del mismo, también los niños también se ven afectados cuando uno de los padres con cáncer está deprimido, el niño siente el temor del padre aumentado rozando el pánico.

Un estudio de mujeres con cáncer de mama demostró que los hijos de pacientes deprimidos tienen mayores probabilidades de sufrir problemas emocionales y de comportamiento, por eso es tan importante el autocontrol.

Hay muchas ideas equivocadas sobre el cáncer y sobre cómo lo enfrenta la gente; por ejemplo:

La tristeza y la aflicción por el cancer o cualquier otra enfermedad son reacciones normales ante las crisis que enfrenta la persona por lo que viene, y todo el mundo las siente en un momento u otro. No obstante, como la tristeza es algo común, es importante distinguir entre los niveles normales de tristeza y la depresión.

Una parte importante del cuidado de pacientes con cáncer es reconocer que la depresión necesita tratarse. Algunas personas pueden tener más problemas que otras para aceptar el diagnóstico de cáncer. La depresión grave no es simplemente estar triste o desanimado. La depresión grave puede llevar a la muerte. Por eso insisto en la actitud positiva y el respeto hacia la vida para poder asumir los momentos difíciles.

Cuando se ha tenido un cáncer y se ha superado, el temor se centra en el miedo a que éste reaparezca. Las revisiones periódicas nos sirven para reducir este temor.

No obstante, lo ideal es adoptar un estilo de vida saludable, tratar de reducir el estrés, pasar mucho tiempo con amigos y familia, realizar actividades placenteras, practicar ejercicio y, en definitiva, simplificar la vida.

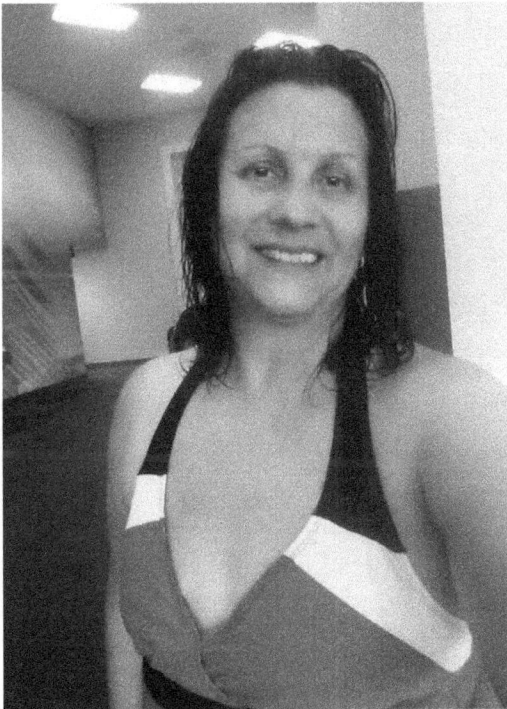

EL DIA DEL CATETER Y EL PUERTO EN MI PECHO

El procedimiento de la inserción del catéter para el suministro de la quimioterapia, ha sido después de la biopsia, el mas traumático de mi vida.

Entrada a la Vena

Puerto

Extremo Final del Catéter

Puerto de Acceso al Catéter Venoso

No hay palabras para describir el dolor que sentí el día que salí del salón de operación donde te lo colocan y de los días horrorosos que siguieron uno a uno por mas de 9 meses.

También tengo que reconocer que es de gran ayuda para soportar las largas horas sentada en la fría salita de las quimioterapias sin tener problemas con las venas de tus brazos que tengo entendido terminan por estropearse.

Un catéter es un tubo delgado y flexible que se coloca en una vena grande en el cuerpo. Permanece en ese sitio el

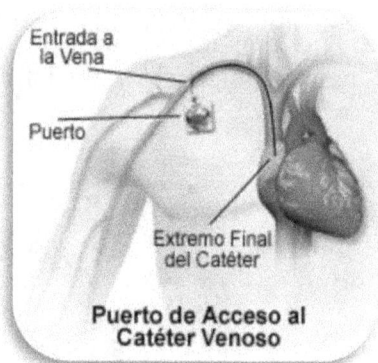

tiempo que sea necesario, o sea hasta que sepan que ya estas bien, el mío lo retiraron 3 meses después de la operación. El catéter estaba sujetado a un puerto, el cual es un pequeño disco redondo de plástico o de metal colocado debajo de la piel y se utiliza como bomba para controlar qué tan rápido se introducen los medicamentos en el catéter o puerto. Una bomba externa permanece fuera del cuerpo; una bomba interna se coloca quirúrgicamente justo debajo de la piel.

Considero este hecho dolorosísimo y aun después de casi tres años me hace sentir cosquillas de terror en el estomago su recuerdo.

QUIMIOTERAPIA

LA FATIDICA Y CONTROVERSIAL PALABRA

La quimioterapia para cáncer es el uso de medicamentos para matar células cancerosas. A diferencia de la radiación y cirugía, que son tratamientos localizados, la quimioterapia es un tratamiento sistémico, lo cual significa que los medicamentos viajan por todo el cuerpo. Esto significa que la quimioterapia puede llegar a células cancerosas que se podrían haber propagado, o sufrido metástasis, a otras áreas. Los que hemos sufrido de cáncer le tememos a las quimioterapias por su efecto violento y demoledor sobre el cuerpo humano, pero tenemos que aceptar que la esencia de este descubrimiento ha salvado muchas vidas.

Hay muchos puntos de vista al respecto, pero yo voy a dar el beneficio de la duda, pues a mi me curo y redujo mi tumor completamente. Por eso voy a hacer hincapié en que conozcan a través de este libro algunos detalles sobre este método. Considero que merece la pena.

LA QUIMIOTERAPIA SE USA EN CINCO DIFERENTES MANERAS.

Terapia adyuvante - Ésta es quimioterapia que se administra después de cirugía, ya sea sola o con radiación (u otro tipo de terapia), y que está diseñada para matar células que se hayan propagado.

Quimioterapia neo adyuvante - Ésta se usa antes de la cirugía para encoger un tumor, por lo general junto con radioterapia. Esta fue la que me dieron a mi, 8 quimioterapias.

Terapia primaria - Esta forma se usa sola cuando está presente leucemia o linfoma. La terapia también se usa sola para el control de otros tipos de cáncer cuando no está presente la esperanza de recuperación, y la quimioterapia se administra para controlar los síntomas.

Quimioterapia por inducción - Ésta se usa como la primera de muchas terapias. Por ejemplo, en el control de algunos casos de cáncer pulmonar, la quimioterapia se puede administrar primero (por inducción) seguida por cirugía o radioterapia. En el cáncer estomacal (ya sea antes o después de cirugía), la quimioterapia se puede administrar primero seguida por radioterapia.

Quimioterapia de combinación. Ésta involucra el uso de dos o más agentes quimioterapéuticos, permitiendo que cada medicamento aumente la función del otro o para que los dos trabajen sinérgicamente.

Normalmente, las células saludables se someten al ciclo celular en una manera regulada; mientras algunas células se están dividiendo y creando nuevas células, otras células están muriendo. Las células anormales se dividen y reproducen de manera descontrolada, creando una masa de células conocida como tumor. El mío tenia 4 centímetros y estaba en el cuadrante inferior del seno derecho.

El ciclo celular es importante para la quimioterapia debido a que los medicamentos quimioterapéuticos se enfocan e interrumpen diferentes fases del ciclo celular. La mayoría de medicamentos quimioterapéuticos actúan sobre células en reproducción. Debido a que las células cancerosas se reproducen activamente, están enfocadas principalmente por medicamentos quimioterapéuticos. Esto es lo que causa efectos secundarios. Cuando se administra la quimioterapia, el médico debe encontrar un equilibrio entre destruir las células cancerosas y dejar las células normales, pero es casi imposible. Es por eso que se cae el cabello, que se estropean las uñas, esos efectos no suceden porque usted tenga cancer, eso sucede producto de la medicina que lleva la quimio, la cual ataca todas las células que crecen mas rápido y en nuestro cuerpo son las que hacen que nuestro cabello crezca, también nuestras uñas, entre otras. Pero lo que debemos tener muy claro y por eso es que considero importante a pesar de los efectos secundarios, es que la quimioterapia tiene varios objetivos dependiendo del tipo de cáncer que tengamos y realmente funciona.

La quimioterapia puede Curar - El objetivo es curar el cáncer para que desaparezca (sea aniquilado) y no regrese.

La quimioterapia puede Controlar - Si no es posible una cura, la quimioterapia tiene el objetivo de controlar el crecimiento y propagación del cáncer.

Y por ultimo si no es posible la cura ni el control, la quimioterapia se administra para aliviar los síntomas causados por el cáncer.

LA QUIMIOTERAPIA SU USO, MI RECHAZO, PERO AL MISMO TIEMPO CONCIENTIZACION DE SU NECESIDAD.

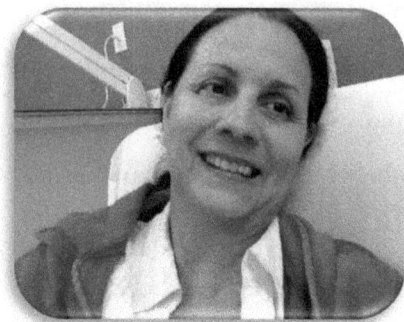

Como mujer inteligente que soy, estoy consiente de la barbaridad y ambigüedad que encierra la palabra quimioterapia. Como cada persona que tiene que someterse al tratamiento siente y me incluyo con mi experiencia de 8 quimioterapias, *"sentimos que morimos con cada suero y después de ellos, pero a la vez sentimos que podemos salvarnos"*. Es arrollador ese frío que nos recorre el cuerpo y nos debilita sabiendo los mas pensantes que ese suero esta matando el cáncer, pero también las células buenas que nos dan vida.

La quimioterapia se usa para tratar muchos tipos diferentes de cáncer. El tipo, ubicación, y etapa del cáncer, así como su salud en general determinarán en gran medida si la quimioterapia es adecuada y cuáles agentes se deben usar. Por ejemplo, la quimioterapia adyuvante se considera un tratamiento convencional para el cáncer de seno y el cáncer color rectal. La quimioterapia neo adyuvante se ha usado efectivamente en el cáncer de seno, vejiga, esófago, laringe, y cáncer pulmonar de célula no pequeña localmente avanzado.

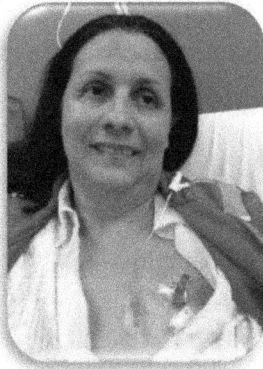

Los tumores cerebrales son más difíciles de tratar con quimioterapia debido al efecto protector de la barrera sanguínea-cerebral, la ubicación del tumor dentro del cráneo, y la falta de drenaje linfático adecuado. Debido a que la quimioterapia puede matar células saludables junto con células cancerosas, muchos efectos secundarios están asociados con esta forma de tratamiento.

Los efectos secundarios más comunes ocurren en áreas donde las células saludables se dividen rápidamente. Las células sanguíneas, las células de folículos capilares, las

38

células cutáneas, las células del tracto reproductivo y digestivo.

Por eso les refería *"sentimos que morimos con cada suero y después de ellos, pero a la vez sentimos que podemos salvarnos"*. los efectos secundarios son fuertes.

El tipo de efectos secundarios y qué tan severos sean dependerá del tipo y dosis de quimioterapia y cómo reaccione su cuerpo, dependiendo de su sistema inmunologico.

Algunos de los efectos secundarios más comunes son la fatiga, la caída del cabello, la falta de energía, nauseas y vómitos ya que los medicamentos quimioterapéuticos irritan el revestimiento del estómago y la primera sección del intestino delgado (duodeno), la cual estimula ciertos nervios que llevan al centro de vómito del cerebro. Esto provoca náusea y vómito.

Pero también podemos actuar para que las nauseas y los vómitos no persistan. En mi caso yo bebía líquidos al menos una hora antes o después de los alimentos nunca con los alimentos. Comía y bebía lentamente. Algo muy importante, comer varios alimentos pequeños a lo largo del día, en lugar de uno, dos, o tres alimentos más grandes. Caen mejor en el estomago. Respire profunda y lentamente cuando sienta náusea. Evite alimentos dulces, fritos, aceitosos, o grasosos. Descanse, pero no se recueste durante al menos dos horas después de una comida.

Es un momento difícil, pero muy necesario, la alimentación, por ello deben seguir mis consejos porque funcionan.

También se han desarrollado medicamentos para ayudar a controlar la náusea y el vómito asociados con la quimioterapia, muchos de los cuales pueden ser extremadamente efectivos. Yo solucionaba este problema con el Lorazepam, Ondansetron y en el peor día de crisis la Dexametasona (Dexametasona, Hidrocortisona, Prednisona)

PROCESO DE REFLEXION COMPLICADA, APLASTANTE PERO NECESARIA.

Pasamos el tiempo tratando de que los demás estén mejor, siendo el bastón de muchos, pero, se ha puesto a pensar *¿cuantas de esas personas hacen posible o intentan que la vida suya sea mejor?, ¿cuantos de ellos se preocupan por lo que usted siente?* Es muy complicado, pero no se desanime, el ritmo de vida actual ha cambiado los parámetros del comportamiento afectivo y vamos quedando atrás generaciones criadas a la antigua. Existe un nuevo mecanismo global que maneja las *relaciones sociales-carnales* de una forma a veces no conveniente o incompatible con los principios en que fuimos educados, pero eso ya es irreversible.

Antes la familia era un mazo indestructible, hoy los cambios que están experimentando las sociedades a nivel mundial son de gran envergadura cambiando así las formas de sentir, conocer y de vivir. Los hijos se alejan de los padres, muchas mujeres ya prefieren ser madres solteras y a otras la obliga el desamor y la injusticia al ser abandonadas por sus parejas. En fin, ya se desintegran los

modelos donde imperaba el modelo del padre y a veces la
ternura de las familias que tienen que separarse en busca
del sustento, ahí es cuando lo afectivo se trastoca y
adquiere otros matices increíbles, pero siempre mediando
la distancia, la frialdad, porque el cuerpo no puede mas.
Imagínense una persona que ha llegado a este país en
busca de un mejor futuro para los suyos, pero en la medida
que va consiguiendo ese supuesto sueño no tiene otra
opción mas que trabajar 15 horas o mas al día, comer lo
que encuentra, descansar y volver al trabajo al día
siguiente. Esperar a cobrar para mandarle el dinero a la
familia que dejo atrás. Eso desgasta y envuelve al ser
humano en un estrés incalculable que hay que superar.

Por otro lado, usted tiene que ser fuerte pues:

a. Dios esta a su lado en todo el camino de su vida.

b. Nadie lo va a querer mas de lo que usted se quiera.

c. Son muy pocos los que nos quieren por lo que
somos en esencia y eso duele mucho.

d. El problema es nuestro, los demás no tienen
obligación de afrontarlo con nosotros.

e. No puede esperar nada de otros, sea suficiente.

f. La lastima es algo horrendo.

CONOCIMIENTO DE LA CRUDA REALIDAD CIRCUNDANTE COMO ESCUELA.

Hoy agradezco a Dios el haberme quitado la venda de los ojos y mostrarme la verdadera realidad del mundo circundante. De una vez y por todas pude reconocer a cada cual y ver su aura, sentir en muchísimas circunstancias el pensamiento de quienes he tenido delante. A veces es aterrador el murmullo de los pensamientos ajenos. He tenido y tengo la gracia divina de poder escuchar y ver desnuda el alma de las personas en algunos momentos. *Ha sido muy amargo en algunos casos, pero nítido. Revelaciones llenas de luz.*

Me llena de regocijo ese don entregado por el Creador a mi persona y tanta vida devuelta para crecerme con grandes propósitos en esta segunda oportunidad.

Ya no importa el tiempo pasado y todos aquellos que se despegaron ante la fatiga de mi dolor. Hoy los entiendo completamente y eso si, si estuvieran en esta encrucijada yo no seria como ellos.

Me importa el presente, camino al futuro inmediato. Nada mas. Me importan ustedes que hoy leen este libro, se que les será muy útil para saber que terreno están pisando en momentos difíciles e inesperados. Me importan los que están enfermos, abandonados en ocasiones por sus hijos, madres, esposas, esposos, esos me importan.

Me importan también aquellos que mencione al principio, los que me abandonaron y que hoy leerán estas paginas y aprenderán de ellas con vergüenza, yo no los reprendo, pero no olvido su desamor en los momentos mas difíciles.

Desgraciadamente *NADIE* en este mundo esta ajeno a tener cancer, el cancer no tiene rostro, puede instalarse en cualquiera, como el que sin ser un asesino va a la carcel por matar accidentalmente a alguien con su coche. No quiso matar, pero es culpable, debe pagar su tiempo.

Al que le llega la enfermedad, debe cumplir el tiempo de tratamiento dedicando todas sus fuerzas para poder salir de la situación y vencer el cancer.

EL DOLOR EN EL CUERPO DESPUES DE LA QUIMIO ES ACUMULATIVO

Después de la rutina de un día de quimioterapia le siguen mas de 7 días de dolor, cansancio, tristeza y miles de cosas mas que solo aquellos que las hemos vivido pueden entender cuando digo *"MILES DE COSAS MAS".* Cuando recién te estas recuperando y te sientes mas o menos llega el día del otro suero, de nuevo el decaimiento, el malestar, los vomitos, etc y así pasan las semanas y meses, sintiendo y padeciendo lo mismo.

Desgraciadamente los medicamentos quimioterapéuticos también pueden y causan efectos secundarios dolorosos.

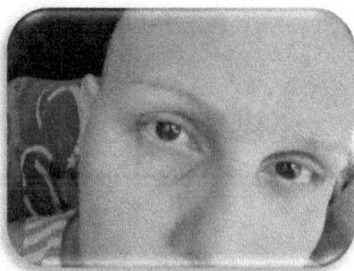

Estos pueden dañar nervios, con más frecuencia en los dedos de las manos y de los pies, lo cual conlleva a ardor, adormecimiento, hormigueo, o dolor punzante. Hinchazón en los párpados de los ojos, frío, sensaciones de ahogo.

Mis uñas se tornaron grises, luego negras y algunas se cayeron. Mis párpados se inflamaban continuamente y mis ojos deseaban estar cerrados. No tenia fuerzas para nada, parecía una ancianita en decadencia las primeras dos quimios.

La ignorancia del tema me cogió de sorpresa y tuve hasta úlceras bucales, pero eso fue solo al inicio, pues luego investigando y leyendo mucho en internet, descubrí que si en los primeros 45 minutos del suero de la quimio, tenemos hielo o helado en la boca pues no perderemos el gusto y tampoco nos saldrán úlceras. ¿Que les parece? Eso sucede porque lo primero que se afecta es las glándulas de la saliva, si logramos casi congelarlas pues es menos molesto el efecto.

También existe la terapia de gorro refrigerante. Usar un gorro o cubrir la cabeza con compresas frías antes, durante o después de la quimioterapia puede ayudar a impedir la caída del cabello. El frío estrecha los vasos sanguíneos en la piel en la cabeza. Esto podría significar que menos cantidad de fármaco llega a los folículos pilosos, pero cuidado, OJO con esto, recuerde que usted puede estar pasando por un momento en que sus defensas están bajas y ese frío puede ser muy dañino para usted.

A mi me afecto mucho sentir los dolores de cabeza, y los dolores musculares, pude combatirlos con medicamentos adecuados, pero por favor CUIDADO con los medicamentos, solo usarlos cuando es estrictamente necesario pues pueden causar otros problemas en su organismo.

Para ayudar a que su médico determine cómo controlar mejor su dolor, lleve registro del tiempo, ubicación, y características de su dolor y lo que ha hecho para mejorarlo o empeorarlo.

Es útil desarrollar una escala del dolor para describir cuánto dolor siente. Trate de asignar un número del 0 al 10; 0 significa que no siente dolor y a medida que su dolor incremente, también lo hace el número.

A pesar de que el dolor es acumulativo, *recuerden que Dios no nos da mas de lo que no podemos soportar.*

Pensemos en la historia del mundo, las tragedias que a veces han sucedido para que reine luego un camino lleno de *"supuesta paz"*.

Volviendo a la realidad, a nuestro momento, se que el tener cancer, el pasar cada semana, cada mes por estas experiencias, es realmente agotador, solo el que lo ha vivido puede tener noción de lo que estamos hablando. Los días son largos, muy largos y las noches perpetuas.

En mi caso intente en cada momento, tener una sonrisa en los labios. Al principio pensé que no podría soportar, que no podría recorrer el áspero camino colmado de quimioterapias y de incertidumbres. De dolores, agujas, análisis de sangre, pruebas de medicina nuclear. Era como el comienzo de la mas terrible pesadilla.

La noche después del primer suero tuve una reflexión inolvidable envuelta en toda la amalgama de dolores. La fiebre era muy alta y mi cuerpo estaba tembloroso.

Aclaro que no soy catolica, pero eso no quita que conozca la historia de las religiones. Esa noche vinieron a mi mente pasajes de la Biblia. Aparecía una y otra vez la imagen de

Jesus caminando con la cruz a cuestas, con la corona de espinas. Yo no creo en la casualidad ni estoy loca. Si se que tenia fiebre, pero podía tener otros pensamientos. Una voz me hablaba en el oído, susurrándome

"El peso es insoportable. Jesús cae agobiado. ¿Cómo hubiera podido entrar tan completamente en nuestras vidas sin entregarse al opresivo peso de la vida de tantas personas de este mundo? Siente la impotencia de preguntarse si podrá continuar. Lo levantan y es obligado a seguir adelante."

En el letargo la voz se alejaba y regresaba intermitente. Me fui incorporando, mis ropas estaban mojadas por un sudor frío intenso, el mismo que corría por mi frente. Mi esposo estaba al pie de la cama. Yo daba vueltas tratando de encontrar una posición que me permitiera conciliar el sueño, pero imposible. Es difícil conciliar el sueño, las posiciones molestan con el puerto incrustado en mi pecho. La fiebre estaba bajando y con ella estaba desapareciendo todo aquel terror por los días venideros.

Tu que me estas leyendo y yo me incluyo, tenemos la obligación de continuar, tenemos que levantarnos y seguir. Esto que nos ocurre es solo un ligero pasaje en nuestras vidas. Tenemos que mirar a nuestros hijos, a nuestra pareja.

"Cuando le veo levantarse una y otra vez, recuperándose interiormente, acepto su amor y expreso mi gratitud."

¿Quienes somos para tanta lamentación? Eso repitió mi subconsciente hasta que logre salir de la fiebre y mis ojos se abrían correctamente. Era el momento en que veía ante mi la sonrisa de mi hijita implorando por que de mis labios saliera un *"estoy bien, vamos a entretenernos en algo, juntas"*

Les confieso que antes de que me diagnosticaran con cancer miraba al mundo con otros ojos, no podía asimilar las desavenencias de la humanidad, las miserias de los semejantes y hasta era indiferente.

La clarividencia, que me acompaña desde niña siempre estaba oculta, a veces sentía terror de lo que podía descubrir en el silencio y en las auras de las personas.

Recuerdo que un día esperaba a que terminara mi suero numero 4 y me descubrí recorriendo visualmente a los demás que estaban en mi perímetro recibiendo también su quimioterapia. Me sobrepaso la posibilidad de escuchar y ver en las personas cosas que muchos no tienen el don ver y escuchar. No pude contenerlo y se hizo manifiesto sin poder detenerlo.

Jamas había sentido tanto dolor proveniente de los semejantes. Jamas había escuchado tantas lamentaciones internas. Jamas había palpado tanta decepción en una pequeña sala de hospital. Todos tenían sus sentimientos a flote, y ese era el sitio al que yo había penetrado inconscientemente.

Veía mi propia persona recorriendo las vidas de todos aquellos enfermos como yo, a los cuales no conocía. Nos encontrábamos con la mirada, era suficiente para comprender que el dolor estaba ahí marcado.

La inquietud mas notoria entre ellos era la falta de Fe. Unos suplicaban pidiendo a Dios los ayudara y otros blasfemaban porque les había enviado aquel terrible mal.

Hubo también quien se aferrada a la vida, sus ojos destilaban una luz diferente.

En la salita, justamente frente a mi había una chica abandonada por su esposo, le habían practicado una mastectomia doble (le quitaron sus dos pechos) con 25 años y el muy estupido ya no quería una mujer así.

Ese día comprendí que era muy importante tomar en cuenta toda aquella experiencia y revertirla en positivismo e intentar ayudar al prójimo. El mundo anda al revés y se han perdido valores esenciales de la familia y la sociedad.

Si usted que esta leyendo se identifica con algunas de m observaciones tenga en cuenta de que NADA es mas importante que su salud. NADA es mas importante que usted y si es rechazada o rechazado porque su cuerpo ha cambiado es que nunca tuvo a esa persona y no merece la pena estar cerca de ella.

ESTOY CONVENCIDA DE QUE LA VIDA DUELE.

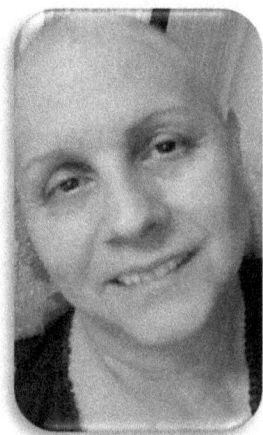

Estoy convencida de que a veces la vida duele, pero es nuestra vida, este es el único tiempo que tenemos para estar en este mundo. Hay que asumir con dignidad todo.

La vida es lo único que realmente nos pertenece, es nuestro único tesoro, por eso hay que ubicar ese sufrimiento en la antesala de nuestro existir para poder ser felices.

Cuando estamos deprimidos, sentimos que todo está detenido, los días son muy largos, las noches con insomnio eternas, pero es solo porque nuestro cerebro está sumido en un letargo. Afuera, el tiempo transcurre igual que siempre, el problema está en nosotros.

Si nos dicen que estamos enfermos pues nos duele esa noticia, si un hijo muere, si muere nuestra madre, nos duele. Hay muchos hechos que duelen y nos dolerán a lo largo de la existencia, es normal, pero si por cada uno de los eventos nombrados nos deprimimos, olvídelo, su vida puede convertirse en una miseria humana.

La depresión puede desencadenar pronósticos futuros indeseables, pues cuando a usted le están diagnosticando una depresión, es porque usted fue al doctor buscando ayuda y eso no significa que ya cargué sobre su espalda la etiqueta, sino que cargara en su estomago e hígado un grupo de medicinas que los aliviaran, tal vez momentáneamente, pero que comprometen su salud, en otros términos.

CUIDADO con confiar que una multitud de tabletas pueden curarlos. *Eso no es cierto.* Solo usted lograra con el tratamiento a *"esa depresión"* un efecto a corto plazo y tendrá como rebote una descompensación química de su organismo a veces irreversible. Digo *"esa depresión"* porque es esa cosa o teoría que usted elabora y sostiene en su cerebro lo que lo hace sentir mal.

Les aconsejo que lean los efectos adversos que provocan las medicinas, los efectos colaterales, el día que dediquen unas horas y lo hagan no las tomaran a no se para salvar la vida. No ubico nombres de medicinas pues no deseo una demanda de alguna compañía farmacéutica.

No se de por vencido cualquiera que sea su problema. Tenemos que dedicar a lo que nos aflige el tiempo necesario para **reconocerlo, asumirlo y hasta trabajar con el problema, en busca de la solución adecuada**.

Luego viene la etapa donde la perseverancia, el rigor y el positivismo dan paso al progreso a una etapa superior de mejoramiento.

Por eso repito, aunque a veces la vida duele, es nuestra vida, vivamos cada instante como si fuera el ultimo. Halaguemos al señor por cada momento que nos deja estar en ella.

ENFERMEDAD. DUDAS. DEPRESION Y LA FE

Reconozco que fui como muchos, una persona débil, con inseguridades, con temores que fueron escapando de mi nuevo yo, donde hoy vive una guerrera que disfruta cada segundo que tiene por delante.

Estoy convencida de que, con esfuerzo, con bondad, con alegría, con positivismo, con rigor, con perseverancia todo es posible, también se que la fe mueve montañas. *¡Pobre de aquellos que viven sin fe!*

Dependiendo de la forma en que afrontemos nuestros problemas, las enfermedades, las carencias, los desengaños, de la manera en que los enfrentemos, de esa misma forma llegara la solución y el desenvolvimiento a nuestro camino.

Todo se puede conseguir, solo esta la magia de saber escalar en el camino de los sueños de una manera honesta, autentica.

Por ejemplo, si le diagnostican que está muy enfermo, voy a usar la palabra que muchos no quieren usar, *si usted tiene CANCER*, lo primero que le aconsejo es que asuma esa enfermedad. Debe demostrarse asimismo que puede sobrepasarla. No es el fin, recuerde que estamos en este mundo de paso y en corta estadía, por eso debemos decir:

¡Vamos a vencer!

Estamos vivos aún.

Tenemos un segundo mas de vida.

Piense que el mundo, al menos para mi, esta compuesto de la inmediatez, del momento en que somos capaces de acumular un segundo tras segundo y otro y otro, hasta hacer miles y miles de segundos que según ciertos medidores los convierten en minutos, horas, días y años….

Quiero decir con todo esto, *que lo que vale es hoy, lo que hagamos por nuestra vida, el segundo que podamos ofrecer a la humanidad, comenzando por todos aquellos que nos aman, nos critican y hasta nos odian*. Recuerde que hasta los que nos odian alguna vez nos han amado a su manera, con un sentimiento tergiversado.

También aplica si usted ha sido abandonada, o abandonado, si ha muerto un ser muy querido. Usted puede traspasar ese momento de dolor teniendo fe en Dios y en su persona, siendo positivo, dejando atrás las depresiones, porque la depresión lo único que hace, es que el sistema inmunológico se descompense y altere toda la química de nuestro cuerpo, propiciando la aparición de enfermedades infecciosas o cancerosas.

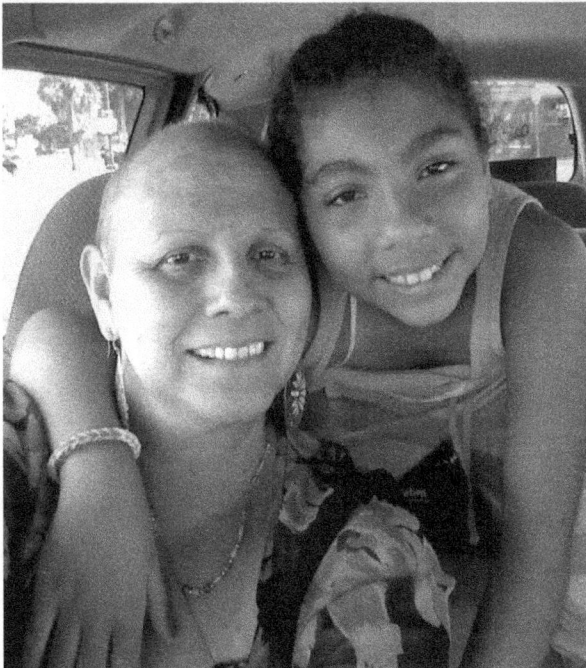

PÉRDIDA DE CABELLO. CAPITULO MUY IMPORTANTE PARA MI

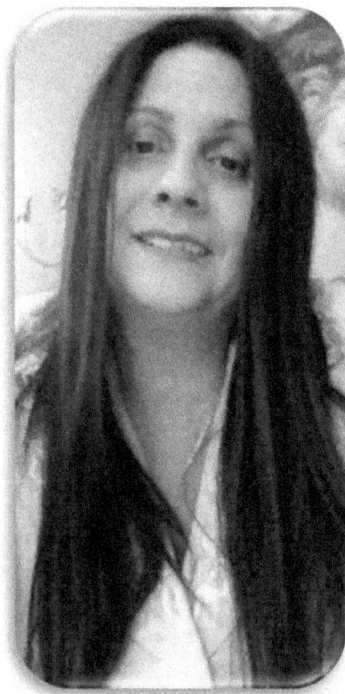

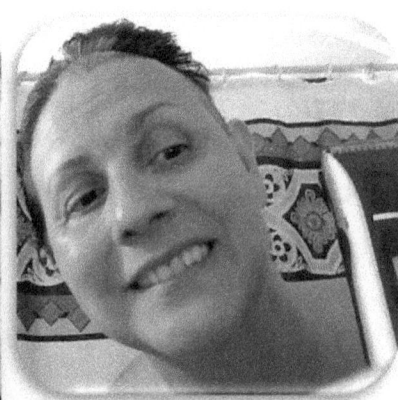

Este capitulo de mi vida deseo acentuarlo ya que considero que las personas, después de saber por el doctor el tratamiento que le van a poner y saber realmente de que perderán el cabello, deben cortárselo inmediatamente. No es broma ni capricho y a continuación les explicare las razones.

¿Por que deben cortarse el cabello si aun no se cae o tal vez no se caiga todo?

59

Bueno, les comento con la mano en el corazón que el dolor mas agudo y diseminado que usted pueda sentir es el que se siente cuando la medicina ataca los folículos y por ende el cabello se comienza a desprender para luego caerse. Usted se pasa la mano por la cabeza y la sensibilidad es muy grande y dolorosa.

La medicina mata esas células y usted se despluma como un pollo. La pérdida de cabello, o alopecia, es un efecto secundario notable de la quimioterapia, pero no todos los medicamentos quimioterapéuticos causan pérdida de cabello. por lo general ocurre entre 10 y 21 días después de la administración del medicamento. Una de las principales preocupaciones de las personas que comienzan un proceso oncológico es, sin duda, la pérdida de cabello. Durante el proceso de quimioterapia y debido a la acción de determinados fármacos, el folículo piloso, encargado de producir cabello, queda inactivo temporalmente, por eso, el cabello se cae. Posteriormente a terminar la quimioterapia el cabello vuelve a crecer de nuevo. La quimioterapia actúa directamente sobre el crecimiento celular. El cabello es una estructura celular formada por queratina, cuyas células crecen rápidamente. Ante el efecto de la quimioterapia, el cabello se paraliza, deja de proliferar y se cae TEMPORALMENTE. Mientras dura el tratamiento en la mayoría de los casos el cabello deja de crecer. Aceptar que es un efecto secundario irremediable es siempre lo mejor, aceptar nuestra apariencia y saber que es algo pasajero es la mejor opción y hace que la persona se sienta mejor consigo misma.

Los siguientes fármacos tienen mayores probabilidades de causar la caída o el afinamiento del cabello:

Altretamina (Hexalen)
Carboplatino (Paraplatin)
Cisplatino (Platinol)
Ciclofosfamida (Neosar)
Dactinomicina (Cosmegen)
Doxorrubicina (Adriamycin, Doxil)
Epirrubicina (Ellence)
Gemcitabina (Gemzar)
Idarrubicina (Idamycin)
Ifosfmida (Ifex)
Paclitaxel (diversas marcas)
Vincristina (Marqibo, Vincasar)
Vinorelbina (Alocrest, Navelbine)

La caída del cabello podría suceder repentinamente y en grandes cantidades, o se podría caer gradualmente.

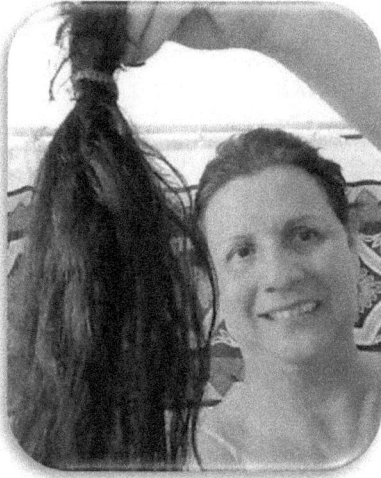

La pérdida de cabello es temporal y el cabello debería crecer de nuevo después que se detenga el tratamiento.

En mi caso el día en que me dijeron el tipo de suero que me pondrían y sus consecuencias, agarre la tijera, corte todo mi cabello y me rape la cabeza.

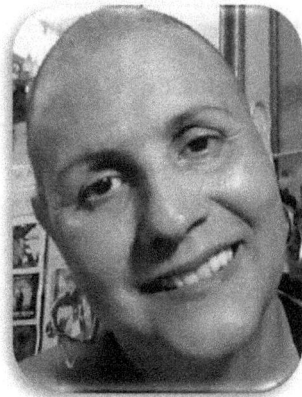

También es un hecho sano, terapéuticamente hablando, ya que el cabello esta destinado a caerse paulatinamente y eso es algo totalmente deprimente. Además, señores conviértase usted en el dueño de la situación, no deje que el cáncer y las medicinas manejen su vida.

Tengo un amigo peruano que se llama Guido Valdivia que siempre me dice *"Señora Paulina, el cuerpo no vale nada, todo esta en nuestra mente"* y es cierto.

Yo he podido convertir mi vida en algo mejor por el mandamiento de mi psiquis, por eso corte mi cabello, ¿me mire al espejo y dije en voz alta *"tengo cáncer y que?, ¡lo voy a vencer!"*

Hubo opiniones encontradas, también quien me critico severamente por subir a las redes sociales todas las fotos de ese día, pero yo, a pesar de la adversidad, del mal momento en que estaba viviendo, necesitaba que todo el mundo supiera que yo estaba luchando por sobrevivir. Ese fue mi punto de vista. Hay personas que se esconden.

¡Cuando eres capaz de soltarte del ego y gritar al mundo *"¡Estoy enferma, pero voy a luchar por sobrevivir"*, de seguro Sobrevivirás!"* y ese es mi caso. No importa lo que piensen los demás, si de todas formas siempre van a pensar y hablar pestes de uno, siempre, no sean ingenuos.

Aunque no es de amenaza para la vida, la pérdida de cabello puede se muy molesta, un reto emocional que afecta la imagen de sí mismo y su calidad de vida. Muchas personas compran una peluca o peluquín, o usan sombreros o pañuelos, para cubrir su cabeza.

Si usted compra una peluca debido al tratamiento para cáncer, éste es un gasto deducible de impuestos y puede ser cubierto en parte por su aseguradora de salud.

Yo intente un día ponerme una peluca a insistencia de algunos que no mencionare en este libro, pero les juro que es improcedente en medio de tantos síntomas, de tantos malestares, de tanto calor que hay en Miami, encima usar una peluca que te aprieta la cabeza. Yo me puse la peluca y regresé enferma del dolor que me dio y del calor con fatiga.

Se que las señoras mas coquetas no aceptaran mi forma primitiva de pensar, pero yo soy así, lo siento, me quito la camisa ante el dolor, ante las situaciones adversas y me da igual.

Les aconsejo a todas las mujeres que leen este libro que sean felices y libres, aunque usted tenga cancer. Muchas piensan que "su hombre" las puede abandonar si las ven pelonas.

Señora saquen una cuenta, ¿a quien le puede importar un hombre así que piense en la estética antes que en el dolor que usted esta viviendo? ¿Quien puede pensar en alguien que nos deja porque nos han hecho una mastectomia doble? El daño del enfermo de cancer es no solo físico sino mental, psicológico. Es demasiado fuerte que te digan *"tienes cáncer"* para que después "alguien" te condicione la relación a como debes lucir. No lo acepten por favor.

Elimine de su vida el fuerte stress emocional que la caída del cabello produce, siéntase seguro de si mismo para que deje todas sus fuerzas para la lucha frontal contra el cancer.

CUANDO ME DIO ANEMIA, O SEA UN NIVEL BAJO DE GLÓBULOS ROJOS EN LA SANGRE.

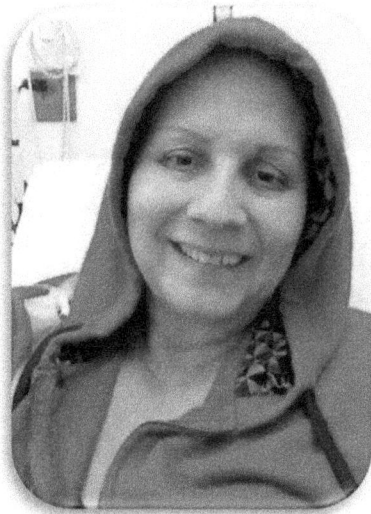

Yo tuve que ir enterándome cada día como ratón de internet de cada detalle que llevaba mi transformación y paso por esta amarga experiencia. **EL CANCER.** Mi sangre estaba sufriendo el descenso de los glóbulos rojos, esos glóbulos que transportan oxígeno a todas las partes de mi cuerpo. Al fin sabia porque estaba tan fatigada, tenia mareos, sensación de desmayo y falta de aliento. A veces sentía que mi corazón estaba latiendo fuerte o latiendo muy rápido, llegando a tener dolor en el pecho, pero lo peor podía seguir cuando me daban las nauseas y vómitos.

A veces no nos entienden y pretenden que podamos levantarnos y andar, pero no es posible. Hay momentos en que uno solo puede obedecer las ordenes del cuerpo.

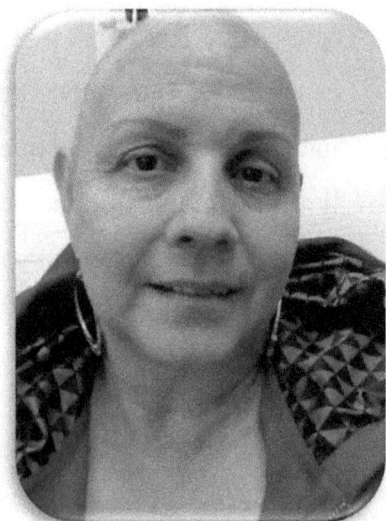

Yo descansaba mucho, dormía o trataba de dormir lo mas que podía en la noche y tomaba varias siestas durante el día. Deje de hacer muchas cosas y cambie mi dieta, comencé con una dieta bien balanceada.

Aprendí que uno puede llegar a sentirse como si tuviera mil años. Fue también ahí que comprendí por mi primera vez las dolencias de la vejez de mi madre, su respiración agitada, su lento caminar. Sentí vergüenza de no haberme dado cuenta antes para entender mejor lo que pasaba. Es como vivir de golpe otra faceta de la vida que intenta detenerte y convertirte en otra persona en tu propia piel.

Todo te llega a doler y como una ancianita aprendí que debía levantarme lentamente. Cuando me recostaba, primero tenia que sentarme y después levantarme, despacio para no caer redondita por los mareos.

La eritropoyetina es un factor de crecimiento que existe naturalmente que estimula la producción de glóbulos rojos. Procrit y EPO son las formas del medicamento. El medicamento me lo administraban dos veces a la semana, hasta que se elevaban los conteos de glóbulos rojos.

El consumo de *remolacha roja* y su jugo crudo se considera que es especialmente adecuado para aquellos que sufren de anemia. En el caso de la anemia puede ser útil asumir por unos meses dos vasos de jugo de remolacha por día.

Los Frijoles son alimentos ricos en hierro y fibra, así que son tan buenos para el corazón como para combatir la anemia. Una taza de frijoles de cualquier tipo contiene 3,5mg de hierro. Cómelos con tomate para asegurarte una mejor absorción del hierro en tu organismo.

El Pescado es una potente fuente de hierro y ácidos grasos omega-3, sobre todo el salmón y el atún. Te ayuda a prevenir la anemia, ataques cardíacos, accidentes cerebrovasculares y la depresión.

Pistachos y nueces. Los frutos secos en general son importantes proveedores de proteínas y hierro, aunque depende del tipo. Los pistachos son los que más contienen, con 15mg en 100g, y luego las nueces de Brasil con 2,5mg cada 100g.

Verduras de hojas verdes. La espinaca, la acelga y la col rizada, por ejemplo, aportan hierro.

Carne roja. Es uno de los principales alimentos para combatir la anemia debido a su contenido de hierro, pues tanto la carne de res, como carne de cordero y venado tienen la forma más absorbible de este nutriente en el organismo. De todos modos, debemos comer carne roja con moderación – pueden aumentar el nivel de colesterol malo – y por tanto equilibrar nuestra alimentación para prevenir la anemia con el resto de los alimentos de esta lista.

Granos enteros. Como el trigo y la avena, pueden aportarte hierro en tu dieta. Elige panes y pastas de granos enteros mínimamente procesados.

Huevos. Un huevo contiene aproximadamente 0,6mg de hierro. Ingiere dos huevos cocidos en tu desayuno junto con un vaso de jugo de naranja natural y tendrás un buen aporte de hierro.

Melaza. Este edulcorante natural posee hierro y potasio. Tan solo una cucharada de melaza puede aportarte 3,2mg de hierro.

FALTA DE APETITO Y EL SISTEMA INMUNOLOGICO

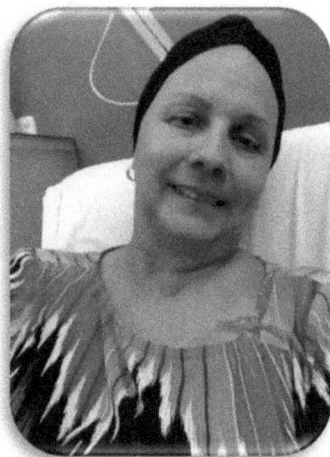

Muchos de los medicamentos quimioterapéuticos pueden causar una reducción o pérdida completa del apetito. Cada persona es diferente y no hay manera de predecir cómo te afectará la quimioterapia.

La pérdida de apetito y la pérdida de peso pueden variar de leves a severas y pueden conllevar a la desnutrición.

La reducción en el apetito por lo general es temporal. Su apetito debería regresar después que se haya detenido la quimioterapia, pero puede durar varias semanas.

En mi caso fue tremendo, la quimioterapia altero al principio el sentido del gusto, como saben y huelen algunos alimentos. No obstante, no me detuve, yo me sobrepuse a todo y comía, apelaba a mi sentido de recordatorio, a mi memoria histórica y con ello avanzaba. Mi peso se mantuvo, o sea que seguí gordita.

Para que su cuerpo combata el cáncer y lidie con la quimioterapia exitosamente, es importante obtener la nutrición adecuada. Si usted está experimentando pérdida de apetito, hable con su profesional en el cuidado de la salud; existen medicamentos que le pueden ayudar. No lo puede dejar de la mano porque si usted se desnutre los efectos de la quimio pueden ser casi mortales.

REMEDIOS QUE ME FUNCIONARON PARA QUE MI SISTEMA INMUNOLOGICO SE MANTUVIERA BASTANTE ACEPTABLE.

Teniendo en cuenta que la función principal del sistema inmunológico o defensivo consiste en proteger el organismo de enfermedades causadas por virus, hongos, parásitos y bacterias, al enterarme que tenia cáncer y que venia agresivo, tuve que tomar medidas muy precisas.

El sistema inmunológico lucha frente a los elementos nocivos por medio de los linfocitos (glóbulos blancos) y los anticuerpos (moléculas de proteínas)

Todo ello se ve sustentado por el sistema linfático compuesto por la médula espinal, el timo, los ganglios linfáticos, el bazo y el tejido linfoide.

Sin embargo, en ocasiones, el sistema inmunológico se debilita dejando al organismo expuesto a enfermedades graves, ese ha sido mi caso, demasiado trabajo, muy mala alimentación y poco descanso, eso produjo o aumento en mi persona el riego de tener cáncer.

Tuve que rebuscar los libros de la abuela para encontrar remedios para aumentar el sistema inmunológico, pues venia una etapa difícil de quimioterapias.

Entre los remedios populares pude adaptar a mi diario vivir cuatro que religiosamente los turnaba en la semana.

Remedio para aumentar el sistema inmunológico #1: Tomar diariamente una cucharada de miel de abejas en ayunas.

Remedio para aumentar el sistema inmunológico #2: Tomar un té de ginseng el cual es conocido no sólo prevenir las enfermedades, sino también para el tratamiento de las enfermedades relacionadas con la inmunidad, también en ayunas.

Remedio para aumentar el sistema inmunológico #3: Extraer el jugo de una zanahoria de tamaño regular y dos naranjas y mezclarlo. Tomar dicho su diariamente en el desayuno para estimular el sistema inmunológico.

Remedio para aumentar el sistema inmunológico #4: Verter 20 gotas disueltas de propóleos en un poco de agua y consumir tres veces al día. La própolis es una especie de resina natural fabricada por las abejas con ella forran los agujeros de la colmena, lo que impide la proliferación de gérmenes. Por ello, actúa en nuestro organismo como bactericida, desinfectante y reforzador del sistema inmunológico.

No resulta fácil a veces ingerir ciertos remedios, pero es la única forma que podamos estar un poquito mejor.

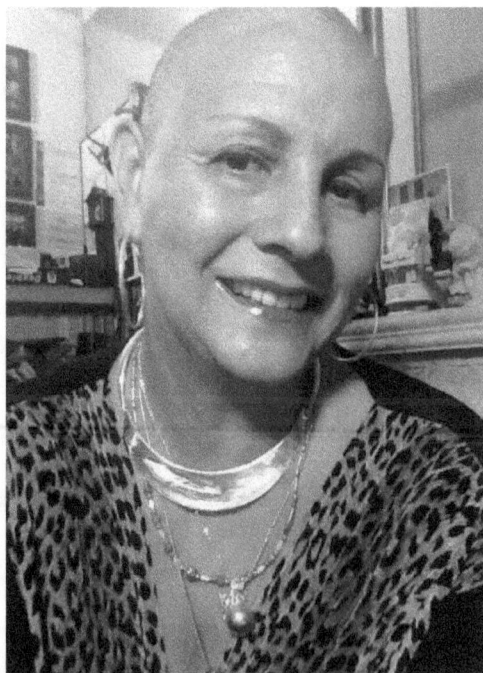

SI USTED EXPERIMENTA ÚLCERAS BUCALES, TRATE LO SIGUIENTE PARA AYUDAR A CONTROLARLAS:

Pida a su médico que le prescriba o recomiende un medicamento para aliviar el dolor; existen algunos medicamentos que podría aplicar directamente sobre las úlceras.

Consuma alimentos fríos o a temperatura ambiente. Los alimentos calientes o tibios pueden irritar una boca y garganta sensibles.

Coma alimentos suaves y calmantes, como helado, batidos, alimentos para bebé, frutas suaves (plátanos y puré de manzana), puré de papas, cereales cocidos, huevos pasados por agua o revueltos, yogurt, queso cottage, macarrones y queso, y pudines.

Haga puré en la licuadora los alimentos cocidos para hacerlos más suaves y fáciles de comer.

Evite los alimentos y jugos irritantes y ácidos, como el jugo de tomate y cítricos; alimentos condimentados o salados; y alimentos duros o ásperos como verduras crudas, granola, palomitas de maíz, y pan tostado.

Si estas enfermo sigue estos consejos importantes para ganar la batalla. Recuerda que el cáncer puede cambiar la manera en que el cuerpo utiliza los alimentos y los tratamientos del cáncer pueden afectar la nutrición.

- Una dieta de 80 % de vegetales frescos y jugos, granos, semillas, nueces, almendras y solo un poco de frutas ponen al cuerpo en un ambiente alcalino. Solo un 20% se debe consumir en comidas cocidas. Lave todas las frutas, verduras y hierbas frescas crudas con agua corriente y fría para reducir su riesgo de infecciones.

- Zumo de vegetales frescos proporcionan al cuerpo coenzimas que son fáciles de absorber y llegan a las células después de 15 minutos de haber sido consumidos para nutrir y ayudar a formar células sanas. Para obtener enzimas vivas que ayudan a construir células sanas se debe tratar de tomar zumos vegetales (casi toda incluida alfalfa) y comer muchos vegetales frescos 2 o 3 veces al día.

- Las personas con cáncer a menudo necesitan más proteína de lo común. Después de la cirugía, la quimioterapia o la radioterapia, normalmente se necesita proteína adicional para sanar los tejidos y ayudar a combatir las infecciones. Entre las fuentes buenas de proteína se incluye cortes magros de carnes rojas, huevos, productos lácteos bajos en grasa, nueces, crema de cacahuate (mantequilla de maní) frijoles, guisantes y lentejas secas, y alimentos de soya.

- El te verde es una mejor alternativa y tiene propiedades que combaten al cáncer.

- Coma frecuentemente, cada poca hora. No espere hasta que se sienta hambriento/a

- EL agua es mejor beberla purificada, o filtrada para evitar las toxinas

- Tome bebidas nutritivas altas en calorías, como leche-malteadas y bebidas enlatadas de complementos nutricionales

- Tome sólo el jugo que diga pasteurizado en la lata o botella.

- Como el Cáncer es también una enfermedad de la mente, el cuerpo y el espíritu. Una actitud mas activa y positiva ayudara a combatir al enfermo de cáncer a convertirse en un sobreviviente.

- La rabia y la incomprensión, el no perdonar pone al cuerpo en una situación de estrés y en un medio ambiente ácido. Aprender a tener un espíritu amable y amoroso con una actitud positiva es muy beneficioso para la salud.

- Hacer ejercicios al aire libre moderadamente

- Tenga en cuenta que algunos alimentos crudos pueden contener microorganismos que le pueden hacer daño cuando el cáncer o el tratamiento debiliten su sistema inmunitario.

- Tenga cuidado cuando consuma productos lácteos: Todas las leches, el yogur, el queso y otros lácteos deben tener la palabra pasteurizado en sus recipientes.

- No coma quesos blandos ni con vetas azules (tales como brie, camembert, roquefort, stilton, gorgonzola y azul (bleu). No coma quesos de estilo mejicano (tales como blanco fresco y cojita)

- Cocine los alimentos en forma segura. Cuando cocine, asegúrese de cocer los alimentos por el tiempo suficiente.

- Limite el número de alimentos que sean muy salados, ahumados y en escabeche.

- Tenga a su alcance una variedad de bocadillos ricos en proteína que sean fáciles de preparar y de comer. Por ejemplo: yogur, cereal y leche, medio emparedado, un plato de sopa sustanciosa, queso y galletas saladas.

- Aprenda a relajarse y disfrutar

EL DIA MAS ESPERADO. MI OPERACIÓN.

A pesar del terror que puede convertirse saber que vas a entrar a un salón de operaciones, puedo decirles que ese día fue el mas esperado en los10 meses que duro mi tratamiento. Estaba feliz de que llegara aquel 22 de noviembre del 2013.

El resultado de las quimioterapias fue maravilloso, el tumor se redujo completamente, o sea quede sin tumor, habíamos erradicado al carcinoma…. ¡Que alegría!!!!

También era momento de tomar decisiones muy importantes:

1- ¿Quien seria mi cirujano?

2- ¿Aceptaba que me operaran y quitaran un cuadrante o firmaba para que me hicieran una mastectomia total?

3- ¿Autorizaba que me hicieran otro procedimiento llamado Ganglio centinela el día de la operación o no?

Bueno demasiadas preguntas para una primeriza pero siempre hay una primera vez y gracias a Dios hay un efectivo y proliferante internet que nos ayuda a evaluar posibilidades y conocer mejor los procedimientos de la ciencia en el mundo de hoy.

En el Jackson Memorial debía esperar para la operación hasta marzo del 2014 y la verdad es que no deseaba comenzar otro año con la palabra cancer en mi vida, asi que consulte el seguro medico y apoyándome en el internet encontré al **Doctor Adrian Legaspi**, un hombre sencillo, pero con un amplio curriculum medico por excelencia.

La consulta la conseguí rápido y me dijo: "**Cuando desea operarse**" y yo le dije "**Ayer**", el sonrió y me dijo que gracias a que mis análisis estaban muy bien podíamos tener la operación en una semana.

Considero que esa noticia fue maravillosa. Pensamos juntos a cerca de la operación y del procedimiento "**ganglio centinela**" que ya yo había revisado online y la información me pareció importantísima y tome notas para este libro.

El doctor Legaspi estuvo de acuerdo en todo conmigo, haría una mastectomia total y también el procedimiento del glanglio centinela. El internet me permitió no llegar a la operación y al procedimiento sin tener absoluto conocimiento de lo que me iban a hacer. Vi muchas operaciones de radical de mama y del procedimiento del ganglio.

Estaba feliz y convencida que era lo mejor y estaba preparada para el día.

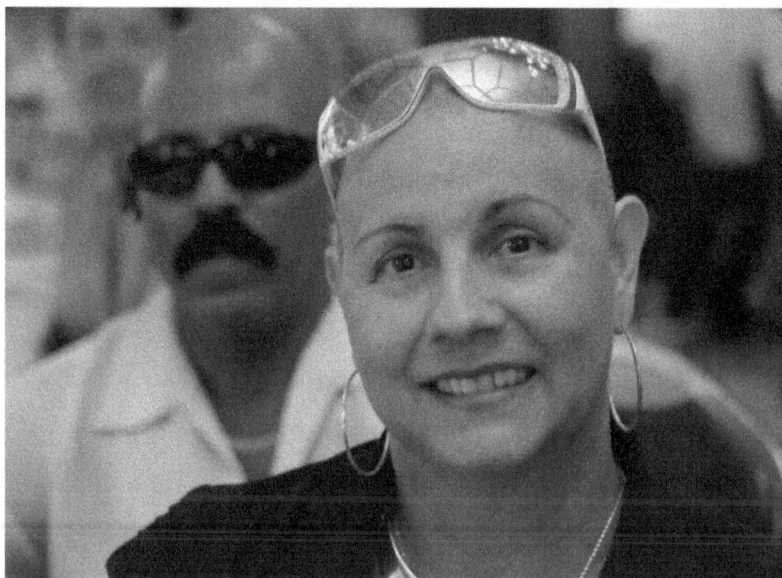

INGRESO EN EL MOUNT SINAI HOSPITAL. ALTON ROAD, MIAMI BEACH

Llegue al hospital lista para terminar con el problema. Después de todos los documentos firmados en admisión, me llevaron a un cuartico donde comenzaría el procedimiento del ganglio centinela. La sustancia o colorante me la inyectaron antes de la operación. Yo estaba muy feliz pues saldría de la pesadilla, ademas confiaba plenamente en el doctor Legaspi.

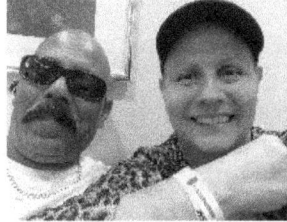

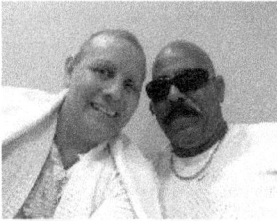

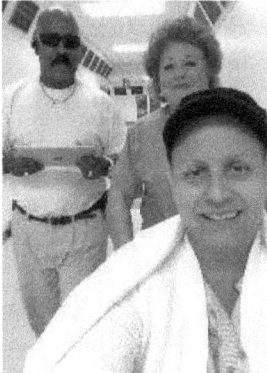

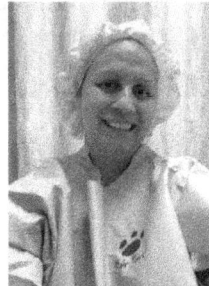

PROCEDIMIENTO DEL GANGLIO CENTINELA

Cuando me enfrente a la búsqueda continua de información me tope con este procedimiento y converse con el doctor sobre el mismo, para que me lo practicara.

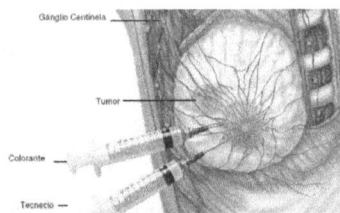

Cuando las células cancerosas se separan del tumor primario (original) y circulan a través de la linfa o la sangre hasta otros lugares en el cuerpo, se puede formar otro tumor (secundario). Este proceso se llama metástasis. El *ganglio centinela* es el primer ganglio linfático que encuentran las células tumorales al intentar diseminarse a través de la linfa. Para identificar los ganglios linfáticos centinelas, se inyecta una sustancia radioactiva, un tinte azul o ambos en el espacio subareolar o cerca del tumor. La sustancia o tinte viaja a través de los conductos linfáticos

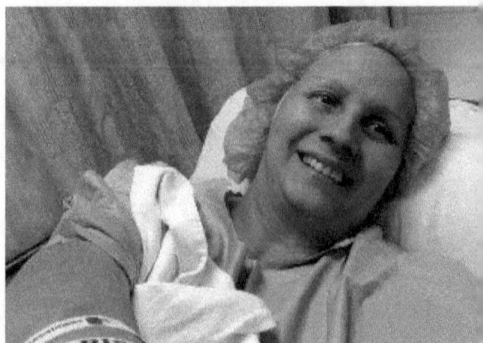

hasta el ganglio o los ganglios centinelas. A continuación, se usa un sistema de detección (sonda) para encontrar los ganglios linfáticos centinela. Posteriormente, el cirujano extrae solo aquellos ganglios marcados con la sustancia radioactiva o tinte y un patólogo los observa al microscopio y determina si hay células cancerosas o no. Si el estudio del ganglio no presenta células malignas, no hay que realizar la disección axilar. Por el contrario, si fuera positivo debe realizarse disección axilar.

En mi caso dio positivo y gracias a Dios que había autorizado ese procedimiento y que el doctor Legaspi, un doctor hispano, una eminencia en cirugía oncológica, sabia lo que hacia.

El doctor Legaspi me había ofrecido hacer la operación del cuadrante, ya que no quedaba tumor, pero yo asevere y quedamos convencidos que lo mejor era una mastectomia total, para evitar riesgos y poder salvarme de la radioterapia después de la operación.

Efectivamente cuando hizo el procedimiento del ganglio centinela encontró 3 ganglios afectados, o sea que estaban marcados con el tinte azul, cuando fueron llevados a patología quedaban en dos de ellos microscópicas células

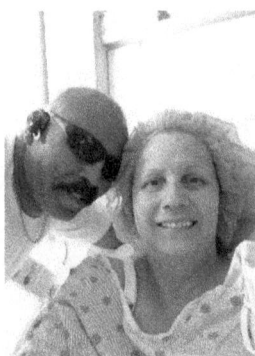

con cancer. Los ganglios fueron sacados y me hizo una disección axilar.

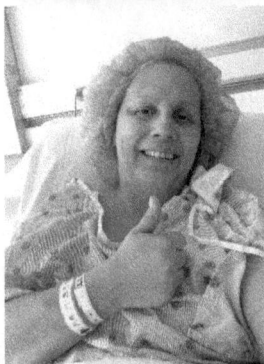

La detección y biopsia del ganglio centinela, ofrece varias ventajas conceptuales, en comparación con la disección axilar estándar. La más significativa para la paciente es que prácticamente elimina el riesgo de complicaciones a largo plazo, al evitar la disección axilar extensa, siendo el proceso de recuperación más rápido.

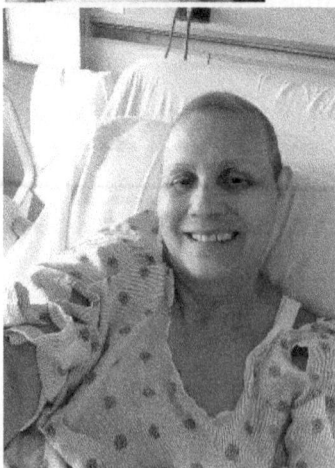

La operación fue un éxito total. Cuando abrí la cortina de la habitación había un hermoso arcoiris que duro justo hasta que yo lo vi y fotografió mi esposo.

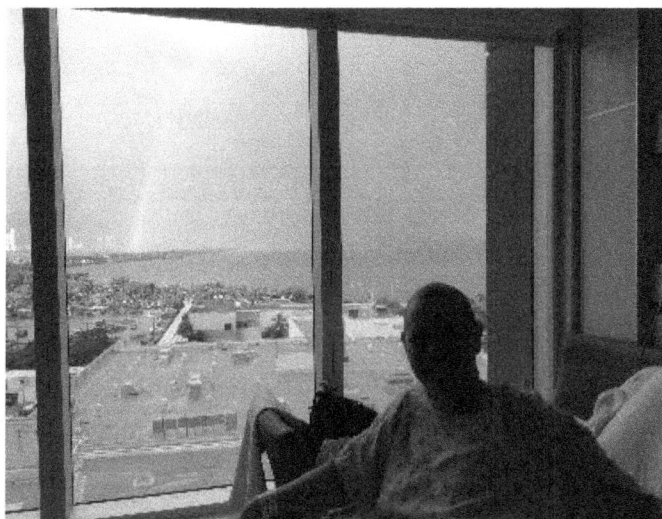

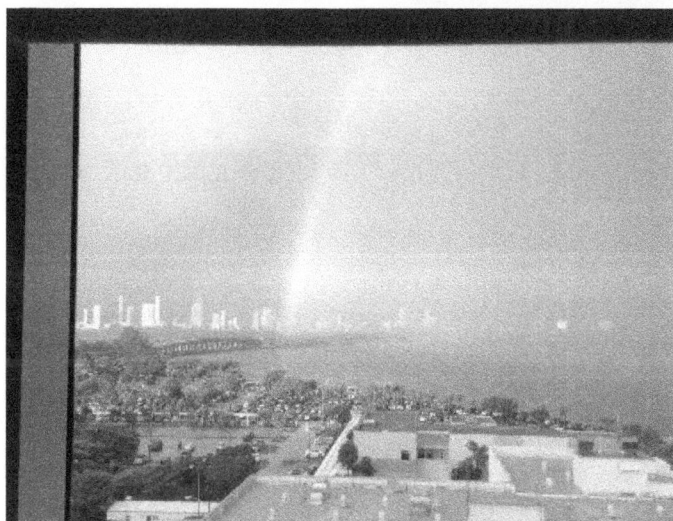

REFLEXIONES PARA OTRA DECADA

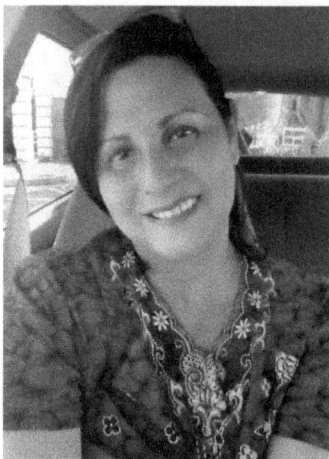

Cuando hablo con algunos de mis amigos mucho mayores que yo, ellos me dicen *"pero si eres una niña, todavía te queda mucho por vivir"* y cuando escucho esto, realmente me quedo muy pensativa: Si me queda mucho por vivir, tengo que reconsiderar cómo va ser la próxima década.

Es importante ese diálogo con los que ya han vivido mucho y nos llevan ventajas, realmente la perspectiva de la vida cambia y si tengo otra década o 30 años más por vivir, mi vida puede ser totalmente diferente, puede y tiene que ser mejor.

Recuerdo a mi madre que en paz descanse y me llena de tristeza, pero no me gustaría llegar a la vejez de la forma en que ella llego y murió con 88 años. Ella estaba realmente deteriorada, asmática, envuelta en una gordura que detuvo su porvenir.

Por otro lado, hay quienes pasan la vida intentando ser lo que no son, se mueren si no tienen en la puerta de la casa el carro del año, la mejor ropa de marca, fingen ser algo que no les corresponde y a veces lo gracioso es que no tienen ni siquiera el dinero para comer y ostentan todo esto. Estas personas se olvidan de muchos otros detalles importantes que hay que apreciar en el día a día para poder avanzar en el camino de nuestra vida.

En mi caso, he pasado la vida tratando y alcanzando un sinfín de sueños, de metas, de convertir mis palabras en enseñanzas, mis acciones en firmes resoluciones, dejando una huella por donde otros pueden transitar. Es mi orgullo poder ser así.

A sido un camino difícil, muy difícil, lleno de espinas, lleno de piedras, pero también llenos de muchas flores y miel. Conocí la lealtad y también conocí la aplastante deslealtad, esa que te abofetea cualquier tarde sin compasión. Nadie me puede hacer un cuento de que es la vida, he pasado hambre, he pasado frío, he sufrido desamor, he comprendido el sentido real de la existencia.

Antes de que me enfermara era demasiado inocente, mi rostro se sonrojaba fácilmente, podría caer en trampas, pero, terminaba saliendo del problema o de la situación, con una sonrisa o con una lágrima. Pero cuidado, esa inocencia no me distanciaba de un pensamiento profundo y de mis ideales, pero a lo largo de los años la pague con creces.

Puedo recordar como ha sido mi pasado, mi primer amor, todas aquellas tardes y noches, aquellas escapadas, todos aquellos besos y momentos inolvidables de juventud, como ha sido mi niñez, como se burlaron de mí en la adolescencia, como sufrí de bulling a los 15 años y me sirvió para estar hoy donde estoy.

Soy capaz de cerrar los ojos y llorar como aquel día en que fui muy infeliz, en que fui traicionada, en que fui abandonada por primera vez. Siempre esa primera vez que no se puede olvidar, que no se puede sacar del fondo de nuestro corazón. Cuando te hieren, nunca tienen idea de las consecuencias que eso puede traer, más cuando era *"una primera vez"* para una chica inocente, de padres mayores, sin mas calle que la de sus salidas en el carro Plymouth del año 57 con su padre y con su madre.

Luego llega el momento definitivo, donde una caja de madera alberga ese ser que te dio la vida, a ese padre que nunca puedes olvidar y que murió en tus brazos. Horrible ver su rostro y su cuerpo sumergido en ese ataúd maltrecho. Lo repito ataúd maltrecho y no poder hacer nada y no tener más lágrimas para llorar y no entender qué está pasando y que pasará mañana, ¿quien te llevará el colegio? quien te enseñará a coger un autobús? ¿quien ayudará a tu madre a buscar un trabajo? demasiadas cosas, sólo 15 años.

La vida paso rápidamente hasta convertirme en la mujer que soy hoy, sin complejos, habiendo sufrido otra transformación con 53 años, cuando me enferme de cáncer.

CAMBIOS PARA UN CAMINO MEJOR

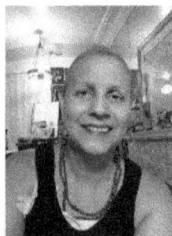

Mi vida cambio. Tenia que cambiar. Es por eso que hoy ya curada emprendo esta campaña *"Sobrevivirás"*.

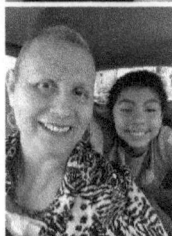

Necesito que el mundo conozca lo que se puede llegar a sentir en plena juventud y porque es tan necesario la prevención de las enfermedades. Si mi vida cambio la suya también puede cambiar para bien.

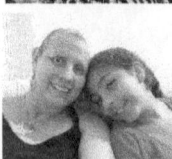

Nada merece la pena mas allá de nuestras familias. Ese trabajo que nos consume en el estrés y va acabando con nuestras vidas. Las separaciones de los grupos familiares por tratar de conseguir el *"Sueño Americano"*.

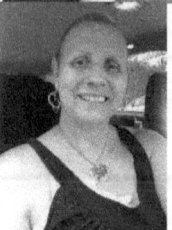

La gente no puede ser tan rencorosa, no se puede vivir peleando todo el tiempo por dinero o por las miserias humanas.

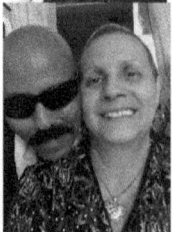

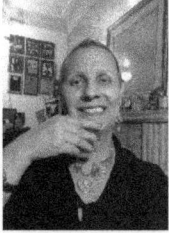

Hay que sonreírle a la vida. Todos tenemos derecho a ser instruidos, a conseguir la paz de nuestro corazón.

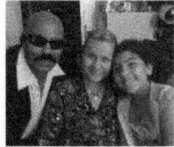

Todos tenemos derecho a **SOBREVIVIR**, pero no solo al cancer, no.

Tenemos Que Sobrevivir a la vida diaria, al malestar humano, a la envidia, a la maldad.

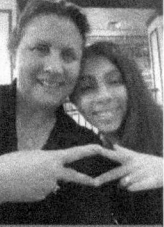

Al rico que te mira por encima del hombro.

Al desgraciado que espera para poder violarte.

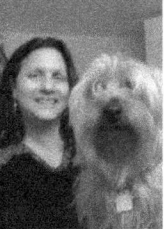

Al inhumano que golpea a una mujer hasta dejarla tirada.

Al que no es capaz de convivir sin maltratar.

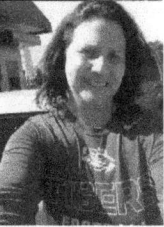

Al que no acepta que una persona ame a otra del mismo sexo sin ser por eso menos persona.

Todos tenemos el derecho a sobrevivir, a que nos se nos niegue el derecho a la vida y sus placeres entregados por el Señor.

Todos Tienen Derecho A Sobrevivir A Nuestro Propio Mundo Tal Y Como Somos.

Basta ya de teorías y supuestos criterios de como y para que se creo la Humanidad, hemos sido creados para dar continuidad histórica a un mundo que esta por acabarse y renacerá de las cenizas otro y luego otro. Hemos contaminado la existencia con la perversidad y el egoísmo.

Esa es mi convicción y por eso narro en este corto libro mi experiencia para que los que nunca han padecido puedan conocer de primera mano una experiencia verídica del tema y para los que padecen hoy cancer o cualquier otra enfermedad cambien la concepcion de su nueva vida, que ya jamas será como antes. Nunca mas, se los puedo asegurar.

La vida nos cambia porque nuestro prisma para observarla tiene ahora diferentes matices que antes no éramos capaces de ver. De ahí viene el dicho la vida es depende del cristal con que se mire y es cierto.

Yo doy gracias por haber podido crecer y salir del cascaron en el que vivía, donde la realidad estaba oculta por la inocencia de mi corazón.

Una vez mas gracias a mi familia por su apoyo y a mis amigos.

Los quiero.

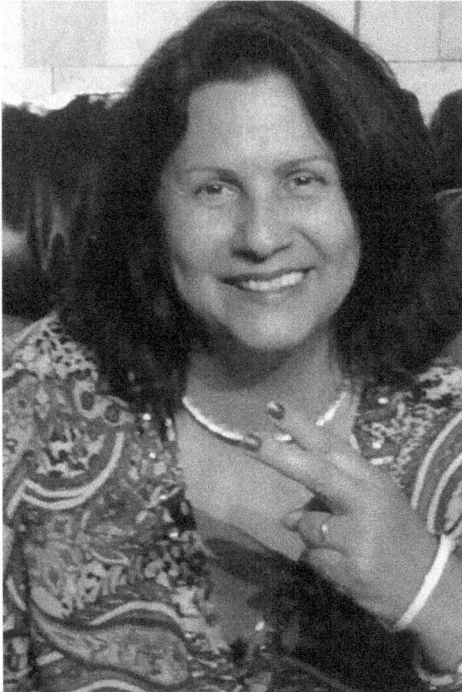

Paulina Fatima

Si te has identificado con este libro y conmigo te invito a que firmes el certificado que viene a continuación. Haz propio este libro y guárdalo donde puedas consultarlo cuando estés mal y necesites las palabras amigas de alguien como yo.

Paulina Fatima

Sobreviviras@pfatvproductions.com

CERTIFICADO DE IMPORTANCIA POR LA VIDA

Yo _____ Asumo y
reconozco el nombre que me dieron mis padres el día ___del
mes ____del año___.

DECLARO CON LA MANO EN MI CORAZÓN QUE:

Soy ¡Hijo De Dios, Unico e Irrepetible!
Soy consciente de todas las responsabilidades que el me
encomendó, para que mi mundo y el de mi familia sea más
agradable.
Me comprometo a ofrecer una sonrisa al resto de la
humanidad.
Pondré más atención a mi mente para que reorganice la
salud de mi cuerpo y no asuma que debo consumir medicinas
innecesarias.
Nadie cambiará la ruta de mi espíritu Vencedor.
Soy capaz de Vencer las Enfermedades con mi positivismo.
Soy Vencedor En El Nombre De Nuestro Dios Todo Poderoso
y El Espíritu Santo.

Firmado _____Fecha____

Contenido